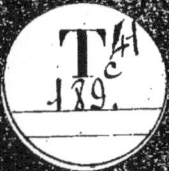

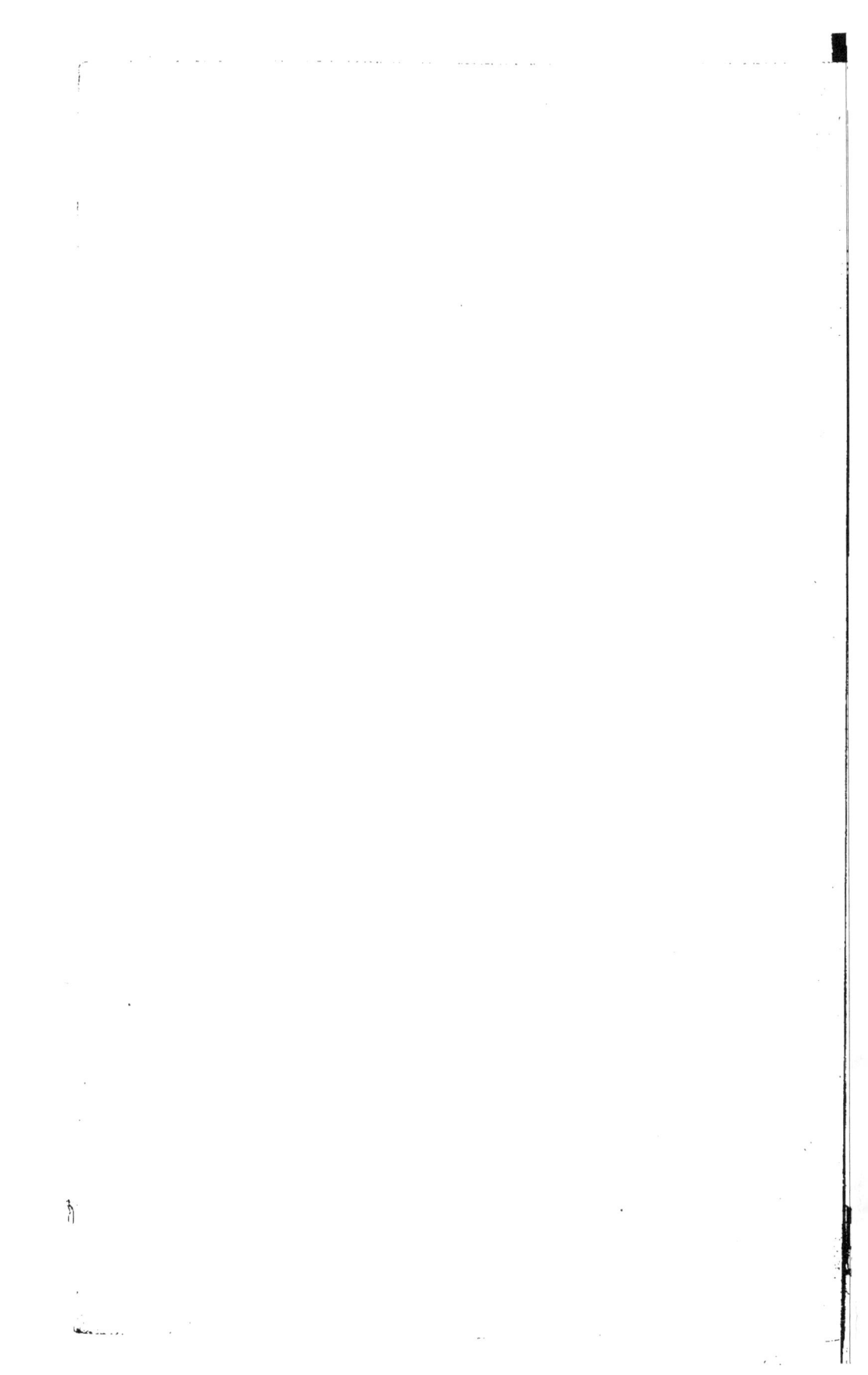

DE LA LUMIÈRE

DE SON ROLE HYGIÉNIQUE

DE SON UTILISATION DANS LES VILLES

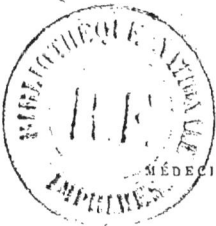

PAR

E. CLÉMENT

MÉDECIN DE L'HÔTEL-DIEU DE LYON.

————•••∞••————

Lu à la séance publique de la Société nationale de médecine,
le 1er mars 1886.

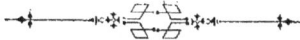

LYON

ASSOCIATION TYPOGRAPHIQUE

F. PLAN, RUE DE LA BARRE, 12.

—

1886

DE LA LUMIÈRE

ET DE SON ROLE HYGIÉNIQUE

DE SON UTILISATION DANS LES VILLES

PAR

Le Dr E. CLÉMENT

Médecin de l'Hôtel-Dieu de Lyon.

———————

De tous les mythes qui furent en honneur chez les peuples primitifs, je n'en connais pas de plus naturel ni de mieux fondé que le culte idolâtre du soleil. Son éclat éblouissant, l'ardeur de ses rayons, les feux dont il embrase le ciel à l'orient et au couchant, sa disparition et son retour aussi mystérieux que réguliers, devaient frapper d'étonnement les premiers humains et leur imposer, autant par crainte que par reconnaissance, un sentiment de profonde adoration pour l'astre radieux.

« Tu t'éveilles bienfaisant, Ammon-Râ, dit l'hymne égyptien, par toi ceux qui sont goûtent les souffles de la vie... tu es béni de toute créature. »

L'homme, dès son apparition sur la terre, a donc eu conscience du rôle immense de la lumière dans l'univers, et même les poètes des premiers âges ont admis instinctivement une corrélation étroite de cause à effet entre la *lumière* et la *vie*. Pouvaient-ils méconnaître le contraste saisissant que présente la nature, quand s'étendent les ombres de la nuit et quand elle s'éveille aux premiers rayons du jour, et celui qui existe entre la triste monotonie de l'hiver et le riant épanouissement du printemps ?

Cette corrélation, pressentie et chantée par l'imagination des poètes, est affirmée par la science. On ne peut aujourd'hui concevoir l'évolution de la plus humble plante sans l'intervention de l'agent lumineux ; c'est lui qui met en jeu le pouvoir surprenant qu'a la feuille légère et tremblante de puiser, dans le souffle de l'air qui l'agite, un gaz invisible et de le transformer, soit en un chêne robuste, soit en une fleur parfumée. « Feuilles, fleurs et fruits, dit Moles- « chott, sont des êtres tissés d'air par la lumière. »

Bien des siècles se sont écoulés avant que cette simple intuition des hommes passât à l'état d'affirmation, comme une incontestable vérité scientifique : il y a tout au plus cent ans que Priestley et Ingenhousz ont découvert le mode de respiration des plantes. Leurs recherches étaient à peine ébauchées que déjà le génie de Lavoisier leur assignait leur véritable caractère, en attribuant à la lumière le rôle prépondérant dans la production du phénomène.

« Les expériences qui ont été faites sur la végétation, dit-il, donnent lieu de croire que la lumière se combine avec quelques parties des plantes, et que c'est à cette combinaison qu'est due la couleur verte des feuilles et la diversité de couleur des fleurs. Il est au moins certain que les plantes qui croissent dans l'obscurité sont étiolées et qu'elles sont absolument blanches; qu'elles sont dans un état de langueur et de souffrance, et qu'elles ont besoin, pour reprendre leur vigueur naturelle et pour se colorer, de l'influence immédiate de la lumière.

« On observe quelque chose de semblable sur les animaux eux-mêmes ; les hommes, les femmes, les enfants s'étiolent dans les travaux sédentaires des manufactures, dans les logements resserrés, dans les rues étroites des villes. Ils se développent, au contraire, et acquièrent plus de force et de vie dans la plupart des occupations champêtres et dans les travaux qui se font en plein air.

« L'organisation, le sentiment, le mouvement spontané n'existent qu'à la surface de la terre et dans les lieux exposés à la lumière. On dirait que la fable du flambeau de Prométhée était l'expression d'une vérité philosophique qui n'avait point échappé aux anciens. Sans la lumière, la nature était sans vie, elle était morte et inanimée : un Dieu bienfaisant , en apportant la lumière , a répandu sur la surface de la terre l'organisation , le sentiment et la pensée. »

Or, tout ce que l'imagination des hommes a pu rêver est encore bien au-dessous de la merveilleuse réalité des faits que la science nous enseigne.

Le soleil est la source unique de la lumière, de la chaleur et de la force. Il ne se passe pas dans le monde un phénomène lumineux, calorifique ou mécanique dont on ne puisse, en dernière analyse, rapporter l'origine à son action d'après la grande loi de la *transformation des forces*.

Le vent qui enfle les voiles du navire et le pousse à travers les océans, le cyclone qui déracine les arbres, renverse les édifices et dévaste tout sur son passage, doivent leur puissance prodigieuse à l'échauffement des couches atmosphériques par le soleil des tropiques.

C'est un rayon de soleil, qui a puisé à la surface des lacs, des mers, et transporté du niveau des plaines au sommet des monts, l'eau qui retombe en cascade ou qui forme le courant des rivières et des fleuves, restituant par sa course rapide l'énergie qu'elle a empruntée à la chaleur solaire.

Bien plus, nous utilisons de nos jours les rayons dont le soleil, aux premiers âges du globe, illuminait les grandioses et luxuriants paysages de la période houillère. C'est sous leur ardente action que les plantureuses forêts de lycopodes, de sigillaires, de fougères arborescentes ont fixé le carbone de l'atmosphère primitive. Leurs arbres, amoncelés et enfouis dans le sein de la terre par les révolutions géologiques, ont ensuite formé les immenses dépôts de houille, réserve mille fois séculaire de l'énergie solaire, qui aujourd'hui met en mouvement les merveilleux organes de l'industrie et multiplie à l'infini la puissance de l'homme.

Enfin, l'homme lui-même est soumis à la loi : c'est encore à l'énergie solaire, transformée par les végétaux qui servent à son alimentation, qu'il emprunte et sa chaleur et sa force musculaire.

La terre lui doit son mouvement et la vie de ses productions. Il communique de sa force à tout ce qui se développe, à tout ce qui se meut, à tout ce qui éclaire et à tout ce qui produit de la chaleur et du travail. N'avais-je pas raison de dire que, de toutes les erreurs religieuses, la mieux fondée est celle qui porta l'humanité à faire de cet astre une puissance surnaturelle et à l'adorer comme une divinité bienfaisante ?

Mais que penser de la logique humaine ? N'y a-t-il pas lieu de s'étonner que l'homme ait si peu conformé ses actes à ce sentiment instinctif que lui inspira de bonne heure la contemplation de la nature ? Aussitôt qu'il vit en société et qu'il a assez d'industrie pour fonder des villes, il semble prendre à tâche de se priver de cette bienfaisante influence. Alors qu'il peut disposer à son gré de l'espace et de la surface du sol, il entasse ses demeures dans des rues étroites, tortueuses, impénétrables aux rayons du soleil, si bien que, tout en étant à un degré de civilisation plus élevé, il n'est guère plus favorisé, sous le rapport de la lumière, dans ses demeures, parfois somptueuses, qu'au temps où il se retirait dans les sombres cavernes.

L'histoire nous donne le secret de cette contradiction : en fondant des villes, l'homme n'eut d'abord d'autre objet et d'autre préoccupation que de pourvoir à sa sécurité immédiate et à sa défense.

« Toute cité, dit Wilkins, était à l'origine une forteresse (*arx*), située sur un point élevé (*capitolium*) et destinée à servir de refuge aux populations des villages voisins, en cas de danger.

« Les temples des dieux s'élevaient sur cette colline et à leur proximité se trouvait la place publique ou *forum*.

« Peu à peu des habitations se groupaient autour de ce noyau central, les unes construites en amphithéâtre, les autres dans la plaine. »

Aussitôt fondée, la cité ne pouvait plus se développer librement, car la ville et la forteresse étaient entourées de murailles percées de plusieurs portes.

Des villages voisins partaient des routes qui aboutissaient aux portes de la ville et qui, se prolongeant dans son intérieur, formaient le premier rudiment du réseau des rues.

On peut se représenter la ville de Rome, au temps des Césars, comme un enchevêtrement de rues étroites et tortueuses. Deux voies seulement pouvaient servir aux voitures lourdement chargées ; dans les autres, les porteurs de litières avaient peine à se frayer un passage à travers la foule des oisifs qui passaient leur vie au dehors.

Le prix des terrains augmentant et la population devenant plus nombreuse, il fallut ajouter peu à peu des étages aux habitations. Beaucoup de maisons étaient bâties sur la pente d'une colline, de telle façon qu'elles paraissaient d'un côté presque aussi élevées que des tours. Aux étages supérieurs, immédiatement sous le toit, « là où rêvent les poètes « et où pondent les colombes », comme le disait Juvénal, étaient les mansardes ou *cœnacula*. On cite un pauvre poète du temps de l'empire qui n'avait pas moins de deux cents marches à monter pour aller rêver dans son logis.

Ce que je viens de dire des villes romaines est l'histoire de toutes les anciennes cités, et en particulier de la Rome des Gaules, qui sous le rapport de l'étroitesse des rues et de la hauteur des maisons, fut l'image trop fidèle de sa métropole.

Mais le vieux Lyon, tel que nous l'avaient légué les traditions latines, a presque entièrement disparu. Personne ne saurait plus le reconnaître aujourd'hui, dans ce tableau, tracé peu de temps avant sa transformation, et que j'emprunte à un journal de l'époque :

« Il n'est qu'une voix parmi les nombreux voyageurs qui visitent, en la traversant, la vieille ville fondée par Munatius Plancus, et cette voix n'est pas favorable à la seconde cité de France, écrivait Félix Mornand dans l'*Illustration* de 1848.

« Des rues noires, étroites, ou plutôt des ruelles se frayant un chemin sinueux au travers de maisons colossales, enduites d'une couche uniformément sombre par la vétusté, jointe aux fumées de la houille ; un pavé boueux en toutes saisons, constellé de pointes aiguës, comme les souliers d'un

Auvergnat ; de bâtardes allées vomissant dans les rues des ruisseaux d'une onde suspecte ; des boutiques obscures et de mince étalage ; de grandes portes cintrées, munies de barreaux de fer, éclairant pour toute ouverture les ténèbres à peine visibles de magasins que le soleil n'a jamais égayés de ses reflets dorés, et où la lampe mélancolique s'allume quelquefois dès le milieu du jour. Une atmosphère grise, humide, saturée neuf mois de l'année de ces brouillards tamisiens, qui portent la moitié de la vieille Angleterre à l'expatriation et l'autre au suicide. Tel est l'aspect riant, le polyorama qui frappe tout d'abord l'étranger à Lyon et le prédispose à un spleen double, consigné dans mainte page écrite *ab irato* sur cette grande et industrieuse cité (1) ».

Cette sanglante critique du vieux Lyon n'était, hélas ! que trop justifiée ; mais faut-il en dire autant de la peinture peu flatteuse qu'il y ajoute du caractère des habitants ?

Plutôt que de croire à sa sincérité, j'aime mieux admettre que l'auteur, par un trait de génie, peu commun même pour un rédacteur de journal illustré, a devancé Darwin. Il a compris, avant le grand naturaliste anglais, que le « *milieu modifie les espèces* », et, sur cette unique donnée, il a tracé une description fantaisiste qui sépare le Lyonnais du genre *homo socialis*, pour en faire un être à part, à classer entre le Huron et le Béotien.

« Le ciel, dit-il, lui a refusé les grâces frivoles de l'affabilité, de la légèreté, de la sociabilité et cette fine fleur de l'intelligence qu'on nomme esprit. »

L'auteur ignorait sans doute que ces vieilles rues avaient vu naître Louise Labé, la Sapho lyonnaise, Mme Récamier, Sophie Gay, Lemontey, Ballanche, et bien d'autres qui régnèrent sur leurs contemporains par la réunion de toutes les qualités qu'il nous refuse.

Si, par esprit, il entend ce frivole et agréable badinage qui souvent en porte le nom, c'était, à l'époque même où il écri-

(1) *Illustration*, 1848, vol. X, p. 255.

vait ces lignes, un Lyonnais, Sauzet, qui personnifiait ce genre en France.

« Le Lyonnais, continue-t-il, n'a pas ce vernis d'urbanité et d'élégance. Il ne se pique ni d'être plaisant, ni d'être aimable ; il rit quand il en a le temps ; son commerce, son industrie, ses chiffres l'absorbent tout entier ; de là sa physionomie grave, — ce qui, entre nous soit dit, ne messied pas à des médecins, — mais il ajoute *morne* et *passablement renfrognée*.

« Le Lyonnais est austère, — n'en tirons aucune vanité, d'après l'auteur, il est *austère sans effort*. — Il n'a pas besoin de luxe, de plaisirs, et n'en soupçonne pas le goût. Il dîne à deux heures, soupe à neuf heures et se couche *vertueusement* ensuite, comme un marchand du moyen-âge. »

Que de femmes jalouses ont dû, — sur la foi de ces dernières lignes, — porter envie aux épouses lyonnaises... de l'époque !

Je dis de l'époque, « car, ajoute un second auteur, ce portrait satirique n'est plus vrai aujourd'hui. Depuis, Lyon a subi une transformation si complète, qu'on a peine à le reconnaître. — Hommes, choses, tout y est changé. »

Sauf, — j'aime à croire, — que le Lyonnais est resté vertueux et austère, et qu'il lui faut maintenant beaucoup d'effort pour cela.

La transformation de Lyon ne saurait être diversement appréciée; on peut seulement, on *doit* même, ainsi que je le démontrerai , regretter qu'elle n'ait pas été plus complète et plus radicale ; mais le changement opéré est déjà si merveilleux qu'on ne se sent pas le courage de blâmer nos compatriotes de n'avoir pas eu plus de hardiesse et de grandeur dans la conception de leur plan.

Les médecins vantent l'influence hygiénique de la lumière et lui accordent trois modes d'action :

C'est, en PREMIER LIEU, une action générale qui favorise la nutrition normale : tout porte à admettre, vu les lois qui relient les phénomènes biologiques dans les différents règnes

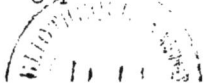

de la nature, que la lumière est aussi utile aux hommes qu'aux végétaux et que chez eux, comme chez les plantes, les échanges organiques s'activent ou se ralentissent suivant le degré d'éclairement du ciel. Les individus qui séjournent habituellement dans les lieux obscurs s'étiolent, et la décoloration de la peau qu'on observe chez les citadins et chez les mineurs est le signe avant-coureur des désordres plus graves, qui résultent de la pénurie de l'excitant lumineux. C'est surtout pendant les premiers temps de la vie, durant la période d'accroissement et de développement, que son influence est le plus utile. Les enfants élevés dans des lieux mal éclairés sont d'ordinaire d'une taille plus petite, mal conformés, étiolés. « A maison obscure, habitants chétifs », dit Fonssagrives. C'est là une loi que l'expérience ne trouve presque jamais en défaut.

En SECOND LIEU, les rayons calorifiques qui accompagnent la lumière solaire sont d'utiles et de puissants agents, qui chassent du sol et des murs de nos habitations l'humidité, l'un des plus redoutables ennemis de la santé. Les murs qui ne reçoivent pas les rayons du soleil gardent une température basse, ils condensent et absorbent la vapeur d'eau, ils s'imprègnent d'humidité et servent d'asile et de milieu de culture à tous ces infiniment petits, qui menacent sans cesse notre existence.

Un TROISIÈME MODE d'action assainissante, pressenti, connu depuis longtemps par les médecins, vient de recevoir une éclatante démonstration par les travaux de notre savant collègue M. Arloing *sur la végétation et la virulence du bacillus anthracis.* « La lumière, disait-on, brûle et oxyde « tous les miasmes. » Nous pouvons préciser et dire, d'après l'étude expérimentale des faits, « qu'elle est un facteur d'at- « ténuation de plusieurs virus, sinon de tous les virus et que « son action est proportionnelle à son intensité. »

La connaissance plus approfondie, que nous avons acquise dans ces dernières années, du rôle et du genre de vie de ces infiniment petits, nous enseigne que c'est dans l'obscurité, dans l'humidité et à l'abri de l'air que les germes des maladies se conservent ; que c'est au soleil, à l'air et à l'abri de l'humidité qu'ils périssent ! Les rayons solaires sont donc les plus puissants agents de l'hygiène publique et privée. Ainsi se trouve justifié ce proverbe italien : « *Où le soleil n'entre pas, le médecin entre.* » Mieux vaut ouvrir au soleil !

La lumière du ciel a de plus une valeur économique importante. Quand elle est insuffisante, il faut recourir à l'éclairage artificiel, à la *lampe mélancolique* de notre auteur, de là des dépenses pour le commerce, l'industrie et le budget domestique.

En outre, l'éclairage artificiel, par les produits de combustion qu'il dégage , ajoute aux causes d'insalubrité des ateliers, des magasins et des logements, et la lumière qu'il donne devient une cause d'irritation pour les yeux et de fatigue pour la vue.

Enfin, considération qui a bien sa valeur, la sérénité, l'éclairement du ciel exercent une influence favorable sur les impressions psychiques de l'homme, ils relèvent et fortifient son moral, tandis que les jours sombres le dépriment. Nous avons tous ressenti « la langueur morale, la mélancolie, qui « s'emparent de l'âme lorsque l'œil ne réfléchit sur elle qu'une « lumière rare et indécise. Elle a, en effet, besoin du soleil, « comme le corps, pour se sentir allègre et bien disposée. »

Bien que le soleil soit une source de lumière, à production constante et immuable, la quantité qu'il déverse se distribue très inégalement aux différents points de la terre.

Il faut avouer que notre climat lyonnais a été peu favorisé de la nature dans le lot qui lui est échu ; car la sérénité du ciel, dans la mauvaise saison, est une condition météorologique à peu près inconnue dans notre région.

La vapeur d'eau, la brume, les brouillards, les poussières de la ville, la fumée des usines remplissent l'atmosphère urbaine de particules opaques, qui diminuent la transparence de l'air et ajoutent leur action absorbante à celle des nuages sombres, qui voilent en permanence notre ciel et interceptent déjà les rayons directs du soleil.

Les moyens que possède la science pour mesurer le degré de luminosité du ciel dans un lieu donné nous permettent de comparer le climat de Lyon à celui d'une autre localité, où les observations actinométriques se font régulièrement, à celui de Paris ou de Montpellier par exemple. L'éminent directeur de notre Observatoire, M. André, a eu l'obligeance de me communiquer à ce sujet des renseignements précis, dont je ne puis donner ici que la conclusion générale.

Les conditions atmosphériques locales qui absorbent les rayons lumineux sont si puissantes et si permanentes dans notre région, que c'est à peine si, du *mois de novembre* au *mois de mars*, il nous parvient le quart de la quantité de lumière à laquelle nous avons droit par notre situation géographique. Durant cette longue période, nous recevons moins de lumière que Paris, dont la latitude est cependant de trois degrés plus au nord.

Ces données météorologiques prouvent que pour notre localité l'éclairement moyen dépend bien plus du défaut de transparence de l'air, que de la latitude et de la déclinaison du soleil. Malgré sa situation presque à égale distance du pôle et de l'équateur, malgré son voisinage de la zone méditerranéenne qu'elle confine, Lyon, au point de vue du régime de la lumière, doit être considérée comme une ville du Nord. Il lui faudrait, en conséquence, des rues larges et bien orientées, pour permettre aux rayons du soleil de dessécher son sol et ses murs humides et à la lumière de pénétrer dans les logements des étages inférieurs en quantité nécessaire et suffisante.

Par malheur, quand on entreprit de faire disparaître le vieux Lyon, on ne tint pas compte des conditions hygiéniques que doivent présenter les rues d'une ville située dans un climat comme le nôtre. On continua les errements du passé, c'est-à-dire à bâtir des maisons trop hautes dans des rues trop étroites. Quand on mit la pioche à nos vieux quartiers, on substitua au dédale de rues tortueuses et malsaines des rues monumentales, il est vrai, mais qui restent insalubres pour tous les habitants de la moitié inférieure des maisons.

En effet, les règlements de voirie autorisent la construction de bâtiments qui ont en hauteur de 12 à 13^m,50 de plus que la largeur de la rue. Si bien que nos voies les plus modernes ressemblent encore à des vallées profondes, dont le fond est figuré par la chaussée, et dont les parois sont formées par des maisons colossales. Dans de pareilles rues, le soleil ne pénètre jamais en hiver, au moment où il serait si utile pour assainir le sol et les rez-de-chaussée, et la lumière ne parvient en quantité suffisante que dans les parties les plus élevées des édifices. « Or, de même que les vallées sont d'autant plus insalubres qu'elles sont plus encaissées, de même aussi les vallées de nos villes sont d'autant plus insalubres qu'elles sont plus étroites et bordées par des maisons plus hautes. »

Un auteur allemand, Vogt, qui s'est occupé avant moi de déterminer la largeur des rues d'une ville, d'après des principes scientifiques rigoureux, a pris pour base de cette détermination une condition astronomique, à savoir : « La largeur des rues doit être telle, qu'en tenant compte de la hauteur des maisons, les rayons directs du soleil puissent au solstice d'hiver frapper alternativement leurs façades pendant quatre heures. »

Dans un précédent travail j'ai démontré que cette formule de Vogt, malgré le succès qu'elle a obtenu parmi les hygiénistes de divers pays, est absolument irréalisable en pratique. Il me suffira de dire qu'en effectuant les calculs pour notre ville, les rues les mieux orientées ne devraient pas avoir moins de 36 à 37 mètres de largeur et que les autres auraient de 42 à 55 mètres !

En poursuivant l'étude de cette question, je suis arrivé à une autre solution plus pratique et aussi rigoureuse et à conseiller de prendre pour point de départ le degré de luminosité du ciel de la région. Je ne puis entrer ici dans la discussion de la formule mathématique que j'ai proposée, mais je dois dire qu'elle tient compte de la hauteur des maisons et de l'éclairement du ciel et qu'elle permet ainsi de modifier les dimensions des rues suivant les conditions climatériques (1).

La plupart des hygiénistes, se basant comme nous sur l'importance de la lumière, sont d'avis de donner aux rues une largeur égale à la hauteur des maisons. Cette formule *fixe* diffère de la nôtre en ce qu'elle ne tient pas compte des variations de l'intensité lumineuse suivant les lieux de la terre. Elle est bonne pour toutes les localités qui ont un éclairement moyen, elle est insuffisante pour celles qui sont moins favorisées sous ce rapport, et elle est excessive pour toutes celles qui reçoivent une grande somme de lumière.

On sait par exemple que l'intensité lumineuse moyenne au Caire est le double de celle du climat de Saint-Pétersbourg. Il est évident que dans la première de ces villes, on pourrait réaliser avec des rues moins larges des conditions d'éclairement, bien supérieures à celles qu'on obtiendrait à Saint-Pétersbourg par l'application de cette formule univoque.

De l'avis des hygiénistes, des peintres, des artistes, le jour est considéré comme favorable au travail quand la lumière tombe en faisant avec l'horizon un angle maximum de 45 degrés. Cela posé, examinons les conditions habituelles d'éclairement des maisons dans les villes.

Sur les quais, sur les places assez vastes, les façades reçoivent les rayons émis par près de la moitié de la voûte céleste. Les uns tombent plus ou moins obliquement sur les murs et les fenêtres, mais la plus grande partie frappent d'aplomb et pénètrent jusqu'au fond des logis, pour y exercer leur action utile et assainissante ; l'éclairement est bon dans toute l'étendue de l'appartement.

Il n'en est plus de même dans les rues avec leur disposition en deux rangées parallèles, la portion éclairante du ciel y est d'autant plus réduite, que les maisons sont plus rapprochées. Les rayons lumineux sont tous obliques ;

(1) E. Clément. *De la largeur des rues sous le rapport de la lumière et de l'insolation*, in *Revue d'hygiène*, 1885, Paris, G. Masson.

plus ils sont obliques, plus ils perdent de leur intensité, et glissant pour ainsi dire à la surface des murs, ils n'éclairent que les parties les plus rapprochées des fenêtres. Parfois même, en se plaçant près de la porte ou de la fenêtre on n'a pas la vue directe du plus petit lambeau du ciel ; le reste du logis ne reçoit qu'un jour insuffisant et le fond de la pièce n'est éclairé que par la réflexion de la lumière sur la façade opposée. Il en résulte un faux jour qui est encore plus offensif pour la vue.

Quand les rues sont aussi larges que profondes, la lumière tombe à 45 degrés jusqu'au rez-de-chaussée. Ses rayons pénètrent, avec la même inclinaison, dans l'intérieur des magasins à une distance de la porte d'entrée égale à la hauteur de cette porte. Si celle-ci mesure 4 mètres et si le magasin a une profondeur de 7 mètres, toute une partie reste plongée dans le demi-jour. C'est ce que l'on peut vérifier dans les magasins de la rue de la République, construite sur le principe de l'égalité des deux dimensions. Le jour n'y est bon que dans les parties les plus rapprochées des vitrines de l'étalage.

Dans les rues étroites, les étages inférieurs et surtout les rez-de-chaussée ne reçoivent que le faux jour atténué et réfléchi par la façade opposée ; on se demande au prix de quels efforts et de quelles lésions l'œil finit par s'adapter à un pareil état de choses.

Sur un plan plus profond se trouvent encore des arrière-magasins qui n'ont aucune ouverture ou qui s'ouvrent sur des cours étroites et obscures. C'est dans cet espace rétréci, entouré de murs humides et salpêtrés, que viennent se reposer des fatigues de la journée les membres de la famille ; c'est là que des enfants naissent et grandissent ; c'est dans ce sombre théâtre aussi que se déroulent toutes les péripéties de la maladie et de la lutte, souvent superflue, que le médecin entreprend dans de si défavorables conditions.

Bien d'autres causes de déperdition de la lumière viennent s'ajouter aux précédentes, mais elles sont inhérentes aux coutumes domestiques. A voir ce qui se passe dans la plupart

des maisons, on ne se douterait guère que l'office des fenêtres soit d'éclairer les appartements. Car, malgré l'insuffi-
sance de la luminosité extérieure, nos concitoyens s'empres-
sent de réduire encore leur surface éclairante par tous les
moyens inventés par le luxe ou la mode.

Les jalousies, dont elles sont munies, sont créées pour
les pays favorisés du soleil, mais dans notre climat elles
ont l'inconvénient de supprimer une grande quantité de lumière, par la manière dont elles sont fixées à la partie su-
périeure des fenêtres. Elles en diminuent la hauteur, et par
suite les rayons lumineux pénètrent moins profondément
dans la pièce. Quant aux tentures et aux rideaux épais, ils
restreignent la surface d'éclairage dans tous les sens et achè-
vent ainsi l'œuvre des jalousies. J'aurais d'autres détails à
critiquer, mais j'abuserais de votre attention en insistant.

Pour réaliser dans notre climat les conditions d'éclairement
reconnues nécessaires, pour faire pénétrer la lumière jusque
dans la profondeur de nos logements, pour y faire entrer la
lumière au lieu du médecin, il faut ou *élargir nos rues* ou
abaisser la hauteur de nos maisons. D'après la formule que
j'ai proposée, à Lyon et dans toutes les villes qui ont un
même degré actinométrique, la largeur des rues doit dépas-
ser de un à deux mètres la hauteur des bâtiments riverains.

D'ailleurs l'hygiène condamne d'une façon absolue ces
maisons colossales, à nombreux étages superposés, où la
densité de la population est trop grande, ce qui constitue un
mode d'encombrement en réduisant outre mesure la surface
dont doit disposer chaque individu. N'oublions pas que tous
les habitants d'un corps de logis sont solidaires au point de
vue de la santé et respirent le même air. Il se fait entre les
différents étages des échanges continuels par la cage de l'es-
calier, par toutes les ouvertures superposées et au travers des planchers les plus épais. Au reste, les statistiques
démontrent que la santé des agglomérations urbaines croît
comme la surface dont dispose chaque individu ; elle est, par
conséquent, en raison inverse du nombre des habitants lo-

gés dans un même bâtiment. C'est ainsi qu'à Londres, où il n'y a en moyenne que 8 habitants par maison (tandis qu'il y en 32 à Berlin, 35 à Paris, 52 à Saint-Pétersbourg, 55 à Vienne), la mortalité n'est que de 22 pour 1,000, chiffre moins élevé que celui de la mortalité de la France entière.

La nécessité de monter plusieurs fois par jour à de si grandes hauteurs rend plus onéreux et plus difficiles les soins domestiques ; l'effort exigé pour le transport des fardeaux amène chez beaucoup de personnes l'emphysème pulmonaire et la dilatation du cœur. Enfin, il est très probable que c'est là une des causes du chiffre considérable de la mortinatalité à Lyon. On a constaté en effet que sur 10,000 habitants on comptait 14 mort-nés pour les deux premiers étages, 17 pour le troisième étage, et 21 pour le quatrième.

Le vice principal du plan suivi dans la transformation de notre ville réside donc dans la latitude accordée aux propriétaires de surélever outre mesure les maisons qu'ils construisent. Le méphitisme et l'obscurité règnent encore dans les étages inférieurs des rues les plus modernes et, malgré les améliorations réalisées dans l'hygiène générale de notre ville, les sacrifices que nous avons subis ne produiront jamais que des résultats incomplets.

Cependant nulle ville n'était mieux disposée pour avoir, à moins de frais, des rues saines, ensoleillées et bien orientées. Resserrée entre ses deux fleuves, elle s'est étendue parallèlement à leur cours, du nord au midi, c'est-à-dire dans le sens le meilleur. Il suffisait d'ouvrir dans la direction commandée par la nature quelques artères principales, ayant les dimensions que j'ai indiquées, pour y faire pénétrer la lumière et le soleil, même aux jours les plus défavorables de l'année.

Quant aux rues transversales dirigées de l'ouest à l'est, il est impossible, quoi qu'on fasse, d'obtenir une insolation suffisante. Elles devraient avoir plus de largeur que les autres ; c'est le contraire qui existe, — elles sont toutes plus étroites. Or, d'un côté, elles sont privées du soleil toute l'année, de l'autre elles ne le reçoivent du haut en bas que pendant la belle saison. Ces rues sont donc, en hiver, *sombres*, *froides* et *humides* et présentent ainsi les conditions hygiéniques les plus désavantageuses.

Je m'arrête dans cet examen, que je ne sauraisprolonger sans lasser votre patience. Je ne me fais aucune illusion sur les difficultés de tous genres que soulèverait l'exécution du plan idéal dont je rêve la réalisation. Je sais qu'on ne peut l'espérer, même incomplète, que le jour où les sociétés seront définitivement pénétrées de ces vérités, brillamment développées au congrès de La Haye par le docteur Rochard, à savoir : « Rien n'est plus dispendieux que la maladie, si ce n'est la mort ; le gaspillage de la vie humaine est le plus ruineux de tous. Toute dépense faite au nom de l'hygiène est une économie. »

Je sais que l'homme n'aura pas de longtemps encore la sagesse de s'imposer les sacrifices nécessaires pour mettre en pratique les lois de l'hygiène publique qui touchent à ses finances. Il faut auparavant qu'il acquière la certitude qu'il achètera, en échange de ses espèces sonnantes, de longues années de vie supplémentaires.

Mais je laisse au temps le soin de faire son œuvre. Si les Préfets et les Maires de nos jours ne peuvent, comme fit Néron pour les vieux quartiers de Rome, mettre le feu à une ville pour la reconstruire au gré des exigences de l'hygiène, ils peuvent, dans les villes qui s'agrandissent et se dotent de voies nouvelles, imposer un alignement qui élargisse la voie là où elle est insuffisante. « D'ailleurs, si les maisons vieillissent comme les hommes, elles ont le privilège, qui nous est refusé, de renaître. N'y eût-il, dans une rue trop étroite, qu'une seule maison en retrait par rapport aux autres, c'est déjà la réalisation d'un petit progrès et la promesse d'un plus grand pour l'avenir. »

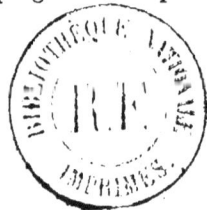

www.ingramcontent.com/pod-product-compliance
Lightning Source LLC
Chambersburg PA
CBHW060520200326

41520CB00017B/5105